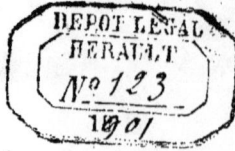

DOCTEUR EMILE GAYRAUD

Du Traitement

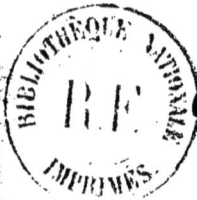

de la Pneumonie

par le

Sérum antidiphtérique

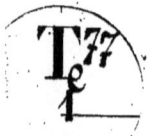

MONTPELLIER

GUSTAVE FIRMIN ET MONTANE.

DU

TRAITEMENT DE LA PNEUMONIE

PAR LE

SÉRUM ANTIDIPHTÉRIQUE

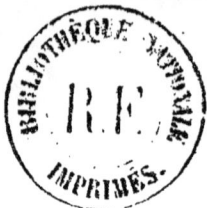

PAR

Emile GAYRAUD

DOCTEUR EN MÉDECINE
INTERNE DES HOPITAUX DE NICE

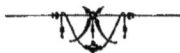

MONTPELLIER

IMPRIMERIE Gustave FIRMIN et MONTANE
Rue Ferdinand-Fabre et Quai du Verdanson

1901

PERSONNEL DE LA FACULTÉ

MM. MAIRET (✻) . . . . DOYEN
FORGUE . . . . ASSESSEUR

Professeurs

Hygiène	MM. BERTIN-SANS (✻).
Clinique médicale	GRASSET (✻).
Clinique chirurgicale	TEDENAT.
Clinique obstétric. et gynécol	GRYNFELTT.
— — ch. du cours, M. PUECH.	
Thérapeutique et matière médicale. . . .	HAMELIN (✻).
Clinique médicale	CARRIEU.
Clinique des maladies mentales et nerv.	MAIRET (✻).
Physique médicale	IMBERT
Botanique et hist. nat. méd.	GRANEL.
Clinique chirurgicale	FORGUE.
Clinique ophtalmologique	TRUC.
Chimie médicale et Pharmacie	VILLE.
Physiologie	HEDON.
Histologie	VIALLETON.
Pathologie interne	DUCAMP.
Anatomie	GILIS.
Opérations et appareils	ESTOR.
Microbiologie	RODET.
Médecine légale et toxicologie	SARDA.
Clinique des maladies des enfants	BAUMEL.
Anatomie pathologique	BOSC

Doyen honoraire : M. VIALLETON.
Professeurs honoraires : MM. JAUMES, PAULET (O. ✻).

Chargés de Cours complémentaires

Accouchements	MM. VALLOIS, agrégé.
Clinique ann. des mal. syphil. et cutanées	BROUSSE, agrégé.
Clinique annexe des mal. des vieillards. .	VIRES, agrégé.
Pathologie externe	IMBERT L., agrégé.
Pathologie générale	RAYMOND, agrégé.

Agrégés en exercice

MM. BROUSSE	MM. PUECH	MM. RAYMOND
RAUZIER	VALLOIS	VIRES
LAPEYRE	MOURET	IMBERT
MOITESSIER	GALAVIELLE	BERTIN-SANS
DE ROUVILLE		

M. H. GOT, *secrétaire*.

Examinateurs de la Thèse

MM. BAUMEL, *président*.	VIRES, *agrégé*.
CARRIEU *professeur*.	BERTIN-SANS, *agrégé*.

La Faculté de Médecine de Montpellier déclare que les opinions émises dans les Dissertations qui lui sont présentées doivent être considérées comme propres à leur auteur ; qu'elle n'entend leur donner ni approbation, ni improbation

A LA MÉMOIRE VÉNÉRÉE DE MA MÈRE

A MON PÈRE

A MA FIANCÉE

Que celle qui a bien voulu accepter de partager
ma vie veuille bien agréer ce modeste gage
de ma tendresse.

A MES SOEURS

A MON FRÈRE

E. GAYRAUD.

A MON ONCLE XAVIER VILLARET

AVOCAT

A MON ONCLE ANTOINE VILLARET

MON PARRAIN

E. GAYRAUD.

A M. LE PROFESSEUR BAUMEL

PROFESSEUR A LA FACULTÉ DE MONTPELLIER
OFFICIER DE L'INSTRUCTION PUBLIQUE

A MES MAITRES

A MES AMIS

E. GAYRAUD.

AVANT-PROPOS

Arrivé au terme de nos études, au moment de quitter cet internat qui nous fut si utile, ce nous est un bien agréable devoir d'adresser nos sincères remerciements à tous les maîtres qui nous honorèrent, nous aidèrent et nous guidèrent de leurs conseils.

Que MM. les docteurs Balestre, Bourdon et Camous, qui furent nos chefs de service, nous permettent de leur offrir ici l'hommage de notre profonde reconnaissance. Nous n'oublierons pas quels avantages nous avons retirés de leur savoir et de leur expérience. Nous les remercions sincèrement de l'intérêt qu'ils nous ont toujours porté.

Nous éprouvons une bien vive satisfaction à assurer publiquement ici M. le docteur Grinda de notre respectueuse gratitude. Nous savons combien nous fut utile sa protection dans des circonstances difficiles où le désir de plaire à une puissance pourtant bien instable interdisait une saine appréciation des faits à des esprits qui s'efforçaient de paraître indépendants et pondérés. Que M. E. Dalmas, président de la commission administrative des hospices de Nice, qui nous fit bénéficier en cette occurence de sa haute influence nous permette de lui offrir l'expression de notre reconnaissance. Nous garderons un souvenir ému de la bienveillance et de l'urbanité exquise qu'il mit toujours dans ses rapports avec nous.

VIII

Nous adressons à MM. les docteurs Moriez, Figuiera, Gasiglia, Barralis, Lautard, Paschetta nos sincères remerciements pour la part qu'ils ont prise, eux aussi, à notre éducation médicale.

Que M. le professeur Baumel veuille bien agréer l'assurance de notre vive reconnaissance pour l'honneur si grand qu'il nous a fait en acceptant la présidence de notre thèse.

Notre excellent ami, le docteur Jules Gruzu a bien voulu nous faire profiter des connaissances aussi solides que variées qu'il a su acquérir au cours d'un internat bien rempli. Sa collaboration nous a été précieuse pour l'élaboration de ce travail. Nous l'en remercions bien affectueusement.

Nous adressons un cordial souvenir à nos amis les docteurs Bottone, Girard, Just, Malaussène, à notre bon camarade Pierre Ferrier auquel une amitié solide nous unit depuis notre enfance. Que nos collègues actuels Duponnois, Delfino, Joseph Ferrier soient assurés de notre plus vive amitié. La cordialité qui marqua toujours nos rapports, l'intimité qui nous unit durant notre vie commune feront de notre internat le meilleur temps de notre vie d'étudiant.

INTRODUCTION

Lorsque, par ses mémorables travaux, Pasteur eut révélé la pathogénie des maladies contagieuses, montré que la maladie est fonction de matière vivante, une ère nouvelle commença, et la médecine expérimentale substitua définitivement à l'humorisme ancien, inspiré, instinctif, l'humorisme moderne scientifique.

Avec la conception nouvelle de la maladie infectieuse, envisagée comme une forme plus bruyante et plus vive de la lutte permanente que l'organisme soutient, même dans l'état de santé, contre les parasites, avec la notion plus nette des réactions vitales, par lesquelles l'organisme se défend contre les invasions microbiennes et leurs multiples moyens d'attaque, la thérapeutique, d'empirique, de symptomatologique, devint pathogénique. De la science du pourquoi de la maladie sortirent l'idée, la science et l'art d'empêcher, d'atténuer, d'arrêter, de guérir les maladies, et la sérothérapie, méthode essentiellement raisonnée de thérapeutique, naquit tout armée de la médecine pathogénique.

Dix ans, à peine, se sont écoulés, et déjà la nouvelle méthode a provoqué un véritable amoncellement de travaux. Jusqu'ici, toutefois, la clinique n'a pas justifié toutes les espérances que les travaux de laboratoire avaient fait naître. Peut être n'avait-on pas suffisamment mesuré la distance qui sépare l'expérimentation simplifiée artificiellement, de la clinique toujours si complexe. Bien qu'on ait appliqué à presque toutes les maladies infectieuses une technique qui, ayant même point de départ, semblait devoir conduire à un même but et à des résultats semblables, bien peu ont bénéficié des pratiques de la sérothérapie. De tous les sérums employés à la guérison des maladies infectieuses, un seul, peut-être, a tenu ses promesses : le sérum antidiphtérique. Mais pour lui, du moins, le succès a été immense : des milliers d'observations, venues des quatre coins du monde, ont proclamé son efficacité et ont fait de lui un mervilleux agent thérapeutique de la diphtérie.

Et ce n'est pas seulement contre les diverses manifestations de la diphtérie que le sérum de Behring-Roux a été victorieusement employé. Elargissant le cadre relativement étroit de la spécificité, dans lequel des théories, trop exclusives, auraient voulu limiter son action, des recherches récentes ont démontré que la diphtérie n'était pas seule justiciable de ce sérum, et que le sérum antidiphtérique pouvait avoir une influence heureuse contre des processus morbides ne relevant pas du bacille de Klebs-Lœffler.

C'est ainsi qu'à Milan, Belfante et Della Vedova (1), et, après eux, les professeurs Bozzote et Gradenigo, de Turin, ont eu l'idée de traiter systématiquement tous les malades atteints d'ozène par les injections de sérum antidiphtérique. Les résultats qu'ils ont obtenus montrent que cette méthode mérite d'être prise en sérieuse considération. Sur 32 ozéneux ainsi traités durant trois mois, 16 ont complètement guéri, 7 sont en voie de guérison, 5 ont été singulièrement améliorés,

---

(1) Belfante et Della Vedova. Du traitement de l'ozène par le sérum antidiphtérique. *Semaine médicale*, 1896, p. 144, 8 avril.

chez 4 seulement l'atténuation des symptômes a été très lente. Ce nouveau mode de traitement de l'ozène donc a donné plus qu'aucun autre n'avait donné jusqu'ici. Peut être objectera t-on pour diminuer l'importance de cette innovation thérapeutique, qu'on a trouvé chez les ozéneux un microbe très voisin de celui de Lœffler, ou ne s'en distinguant que par sa moindre virulence. Il n'en est pas moins vrai que ces recherches n'en restent pas moins fort suggestives.

Comme il fallait s'y attendre, d'autres applications du sérum de Roux ont été rêvées. Le fait le plus marquant de ces derniers mois, en matière de sérothérapie, est l'application par le docteur Talamon, médecin de l'hôpital Bichat, du sérum antidiphtérique au traitement de la pneumonie. Le succès a, d'ailleurs, couronné son initiative. Sur 50 cas de pneumonie ainsi traités, il n'y a eu que 7 décès. Et si la mortalité de 14 p. 100 semble élevée, à ne considérer que le chiffre absolu, elle apparaît relativement très satisfaisante, comparée à la mortalité de 37 p. 100, fournie par la pneumonie dans le même hôpital, l'année précédente. Elle semblera tout à fait remarquable, si l'on ajoute que parmi les 7 cas mortels, deux étaient des alcooliques invétérés, deux autres atteints de lésions viscérales graves, un cinquième atteint d'endocardite végétante de la tricuspide, un tailleur de pierre avec le poumon sclérosé et encombré de poussières minérales, et enfin, une pauvre femme âgée de 72 ans, épuisée par la misère et dont la pneumonie présentait un caractère adynamique et typhoïde ne laissant guère d'espoir. En somme, comme conclut M. Talamon, il est douteux qu'un autre traitement puisse faire mieux, ni même autant.

Il y a là sûrement un succès incontestable, un succès d'autant plus remarquable que le traitement de la pneumonie est une tâche fort difficile. En fait, la pneumonie est la maladie aiguë la plus meurtrière de nos climats. Sa mortalité moyenne dans les hôpitaux de Nice est 17 p. 100. Aussi malgré le scepticisme thérapeutique que les échecs de tant de médications succęssivement prônées contre elle et successivement démodées ont fait naître, nous avons pensé que l'expérience du médecin de l'hôpital Bichat méritait d'être tentée. Nous avons systématiquement traité par le sérum antidiphtérique tous les cas de pneumonie que les hasards de la clinique ont amenés dans les services de médecine de l'hôpital Saint-Roch, à Nice. Les résultats que nous avons obtenus n'ont pas été inférieurs à ceux que M. Talamon nous avait promis. Le succès a été tel, dans plusieurs cas graves, surtout, que plein de foi dans cette médication nouvelle, et nous fondant sur l'interprétation des faits, nous avons pensé qu'il était permis de tenter, dans d'autres circonstances encore, de faire bénéficier l'organisme de l'action excito-vitale toute spéciale du sérum antidiphtérique.

Sachant la parfaite innocuité du sérum de Roux, nous avons pris au hasard quelques typhiques, plusieurs érysipèles et leur avons appliqué, à l'exclusion de tout autre traitement, la médication antidiphtérique. Les résultats que nous avons observés, pour si restreint qu'ait été le champ de nos expériences, nous ont paru justifier notre tentative.

Le temps nous a manqué pour mettre au point toutes ces observations, aussi nous sommes-nous cru autorisé à publier nos observations de pneumonie, en attendant mieux.

Si l'on ne leur accorde aucun autre mérite, du moins, tireront-elles quelque valeur de la sincérité et de la bonne foi qui ont présidé à leur élaboration.

Voici la division que nous avons adoptée :

Chapitre I. — La pneumonie. — Tentatives diverses de sérothérapie. — Echec de ces essais.

DU

TRAITEMENT DE LA PNEUMONIE

PAR LE

SÉRUM ANTIDIPHTÉRIQUE

CHAPITRE PREMIER

La thérapeutique de la pneumonie a subi les vicissitudes des théories successives qui ont dominé sa pathogénie. En raison de son acuité, probablement, c'est une des affections contre lesquelles on a mis en œuvre les moyens les plus violents, trop souvent au détriment des malades, auxquels il fallait une vigueur peu commune pour résister à la fois aux assauts du mal et à ceux du traitement. Longtemps, très longtemps, la saignée fut considérée, sans conteste, comme le remède par excellence de la pneumonie. Mais, dépréciée par les abus inutiles et dangereux que ses défenseurs eux-mêmes en avaient faits, combattue par Grisolles, Biett, Magendie, Huss, elle fut aisément supplantée, vers la fin du XVIIIe siècle, par la méthode Rasorienne. La théorie du *stimulus,* ou exagération des forces vitales, cause première de la maladie, compta à son tour d'enthousiastes partisans jusqu'au jour où Todd, après Brown, attribuant la maladie à un défaut d'incitation, mit en honneur l'alcool à haute dose. Vulgarisée en France par Béhier et Jaccoud, cette méthode nouvelle ralliait tous les suffrages, lorsque, après les travaux de Traube, de Wunderlich, de Jurgensen, montrant l'importance et les dangers de l'élément fièvre, vint la vogue des antithermiques : sulfate de quinine, digitale, bains froids. Mais avec l'ère pastorienne, et lorsque la nature intime de la maladie eût été révélée par les recherches de Friedlander, de Talamon et de Frœnkel, une thérapeutique nouvelle fut entrevue et l'on envisagea la possibilité de combattre la maladie elle-même, en s'attaquant à l'élément pathogène au sein même de l'organisme.

« Les nombreux travaux sur le pneumocoque, écrivait en 1895 Landouzy, nous donnent l'espérance que demain nous aurons à opposer aux diverses diplococcies, non seulement une médication vraiment pathogénique, mais encore une thérapeutique spécifique, abortive. Demain, peut-être, nous pourrons nous vanter, non plus de traiter des pneumoniques, mais de traiter et de guérir vraiment la pneumococcie où que soit son siège et quelles que soient ses expressions symptomatiques. Ce jour-là, prochain peut-être, le médecin ne commandera à la pneumococcie qu'en lui obéissant, suivant le mot de Bacon ; il arrêtera la pneumonie par les seuls procédés que lui auront suggérés les idées de pathogénie et d'étiologie spécifique, dont la connaissance lui aura été donnée par la clinique, aidée de la médecine expérimentale. » En réalité, depuis 1895, le traitement de la pneumonie n'a pas fait un pas, et le jour que l'on croyait prochain n'est pas encore venu. Si la pneumonie a été, parmi les maladies infectieuses, une des premières à bénéficier, au point de vue pathogénique, des recherches bactériennes, on ne peut pas dire que leur résultat heureux ait eu jusqu'à présent le moindre effet sur sa thérapeutique.

Pourtant, de nombreuses tentatives de sérothérapie antipneumococcique ont été faites dans le domaine de la physiologie expérimentale. Le tétanos et la diphtérie ayant bénéficié de la méthode nouvelle découlant des idées pastoriennes, le concept d'atténuation, d'immunisation, de prévention et de guérison des maladies infectieuses par le sérum d'animaux atteints de ces maladies ou immunisés contre elle, en dériva d'une façon naturelle. En partant d'une technique identique, il était logique, semblait-il, de penser que les résultats devaient, eux aussi, être identiques.

C'est encore à Pasteur que l'on doit remonter pour arriver à la genèse de la vaccination par le pneumocoque. En effet, dès 1882, au congrès de Genève, ne disait-il pas que : « le microbe à auréole faisait, des animaux inoculés survivants, des réfractaires à une inoculation ultérieure, si bien qu'il ranimait les animaux qu'il n'avait pas tués ». Mais vacciner des animaux et obtenir du sérum en quantité suffisante, était ici une tâche des plus ardues, car, à l'encontre du microbe de la diphtérie et de celui du tétanos, le pneumocoque est d'une virulence faible, s'atténuant rapidement. Ses toxines sont, elles-mêmes, peu actives et peu abondantes, d'où l'impossibilité d'inoculer et de vacciner de grands animaux.

C'est à vaincre ces difficultés que s'attachèrent Foa, Scabia, Carboni, Emmerick, Towistky, G. et F. Klemperer, Mosny, Issaëf, Askaroff, Krause, Pansini, Jansen et bien d'autres encore. Grâce à de patientes recherches, ces expérimentateurs parvinrent à établir pour les petits animaux (souris, lapins) le pouvoir préventif et curatif, ainsi que l'innocuité absolue du sérum de lapin vacciné.

Mais ces faits, vrais pour les petits animaux usuels de laboratoire, ne l'étaient plus pour les animaux de grande taille, et ce ne fut qu'au prix des plus grandes difficultés que Mennes arriva à immuniser des chevaux et des chèvres, en se servant

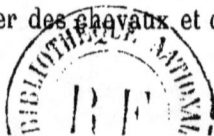

d'un diplocoque d'une virulence extrême telle, qu'un cent millionième de centimètre cube suffisait à tuer un lapin en vingt-quatre heures. Mais on est autorisé à croire que le sérum des animaux ainsi immunisés, qui, d'après Denys, jouissait de si hautes propriétés préventives et curatives, n'a pas toute la valeur qu'on lui accordait, car, depuis cette époque relativement éloignée, aucune application, que nous sachions, du moins, n'en a été faite par Mennes au traitement de la pneumonie humaine.

C'est dire que la sérothérapie de la pneumonie en est toujours à la phase expérimentale et n'est guère sortie du laboratoire, bien que quelques tentatives faites sur l'homme soient encourageantes.

En effet, se servant de sérum sanguin de lapin immunisé qu'ils injectaient aux pneumoniques, aux doses de 6 centimètres cubes, les frères Klenperer obtinrent un abaissement immédiat et permanent de la température, le ralentissement du pouls, la diminution de la dyspnée, et ce, 6 à 12 heures après l'injection. Deux fois même, la température tomba rapidement à 37° et s'y maintint.

Dans une autre série de 12 malades qui reçurent de 5 à 10 centimètres cubes de sérum, les mêmes auteurs observèrent la défervescence complète peu de temps après chez 5 malades, tandis qu'une amélioration notable était constatée chez les 7 autres.

Foa et Scabia, se servant du même sérum, observèrent chez 8 malades sur 10, une défervescence le soir même ou le lendemain d'une première injection de 5 centimètres cubes. Dans un autre cas, ils parvinrent à juguler une pneumonie, au quatrième jour, par deux injections de la même dose de sérum.

Des résultats aussi favorables furent observés par Janson,

chez 10 pneumoniques, auxquels il injecta jusqu'à 27 centimètres cubes de sérum de lapin. Après lui, du Renzi obtint, par
la même méthode, 10 guérisons sur 10 cas, dont le plus intéressant fut celui où la défervescence se produisit au troisième
jour, malgré des symptômes très accusés d'hépatisation diffuse
du poumon.

Variant la méthode et se servant, non plus du sérum de
lapin immunisé, mais de sérum de sang de convalescents de
pneumonie, Lichtein abaissa parfois la température initiale;
mais dans d'autres cas l'effet fut nul et dans d'autres même
une aggravation subite se produisit.

Plus heureux que lui, Weisbecken, injectant ce même sérum
chez 21 malades, dont 12 enfants, observa une amélioration
manifeste sur l'état général, de la fièvre et de l'état local,
sans avoir aucun décès à déplorer, alors que, pendant la
même épidémie, plusieurs malades non injectés succombè-
rent.

Audéoud, de son côté, fit dans 2 cas des injections de
sérum de convalescents ; il obtint, dans un cas, une défervescence complète, 15 heures après l'injection, le malade étant au
cinquième jour de sa pneumonie.

Evidemment, tous ces faits sont suggestifs. Mais, même en
premier examen, combien inconstants ont été les effets obtenus ! Que d'insuccès ignorés à côté de quelques cas favorables publiés ! Au demeurant, nulle, parmi les médications proposées et essayées chez les pneumoniques, ne nous met en
possession du traitement de la pneumonie. En réalité, il ne
s'agit encore là que d'un chapitre plus grand ouvert aux espérances qu'aux réalités. Aujourd'hui, comme hier, nous avons
à compter avec les moyens les meilleurs que la clinique
demande à la diététique, autant qu'à la matière médicale, de
mettre à la disposition des pneumoniques pour les aider à se

défendre contre les entreprises locales ou générales de la pneunomie. La voie reste ouverte aux recherches ; mais devant l'inconstance des moyens mis en œuvre, il est permis, en attendant que les espérances fondées sur la sérothérapie se réalisent, il est permis de chercher autre chose.

CHAPITRE II

Quittant la voie suivie, laissant à d'autres le soin de tourner par quelque artifice de technique, les difficultés auxquelles se sont heurtés tous ceux qui se sont consacrés à l'étude de la sérothérapie anti-pneumonique, M. Talamon a patiemment expérimenté une médication nouvelle sur les pneumoniques de son service de l'hôpital Bichat. Le 23 janvier 1901, dans une communication que son autorité seule en la matière eût suffi à rendre remarquable, il fit part à la Société médicale des hôpitaux, des résultats que lui avait donnés le traitement de la pneumonie par le sérum antidiphtérique, résultats si remarquables, d'après lui, qu'il fait de la nouvelle médication sérique la médication par excellence de la pneumonie.

Nous n'examinerons pas ici les raisons qui déterminèrent M. Talamon à opposer au processus pneumonique un sérum anti-microbien, et de faire choix, pour réaliser son but, du sérum antidiphtérique. Nous nous réservons de les discuter dans un chapitre spécial. Mais, l'autorité du maître mise à part, à ne considérer que les résultats obtenus, il apparaît que l'essai était fondé et que le succès a justifié son initiative hardie.

Il ne s'agit pas, en effet, ici d'une de ces tentatives si nombreuses qui, après un succès éphémère, sont tombées dans l'oubli, n'ayant pu résister au contrôle de la clinique. La médication nouvelle que M. Talamon nous propose est basée sur des faits consciencieusement étudiés ; elle repose sur un nombre d'observations assez grand pour qu'on ne puisse lui opposer l'objection de la série heureuse, objection pourtant si facile ici. La pneumonie, en effet, est une de ces affections dont on a pu dire avec quelque apparence de raison, que la thérapeutique impuissante ne pouvait qu'entraver la tendance naturelle vers la guérison. Il est de fait que, dans la plupart des cas, la pneumonie ne réclame qu'une intervention modérée, le rôle du médecin se bornant le plus souvent à surveiller l'évolution naturelle du pneumocoque. Il n'en reste pas moins, cependant, que c'est là une des maladies aiguës les plus meurtrières de nos climats, puisque sa mortalité moyenne est de 17 0/0. C'est que, si l'on est forcé de reconnaître que la pneumonie évoluant dans un organisme sain et vigoureux se termine généralement par la guérison, il est hors de doute aussi que chez des malades entachés de diathèses ou épuisés par des maladies antérieures, elle offre une gravité incontestable. Trop souvent, malheureusement, la terminaison fatale est l'éventualité la plus habituelle.

C'est justement parce que c'est surtout contre ces cas graves qu'ont porté spécialement ses efforts, que la médication de M. Talamon mérite d'être prise en sérieuse considération. Il ne suffit pas, en effet, pour apprécier un traitement dirigé contre la pneumonie, d'envisager simplement le nombre des pneumoniques qu'il a pu guérir ; pour juger sainement de sa valeur réelle, il faut détailler et peser les observations des malades qui ont été soumis à son observation. Nous nous rappelons avec quel engouement nous vîmes donner, il y a quelques années, du carbonate de gaïacol aux pneumoniques. Il abrégeait la durée de la maladie, atténuait les symptômes locaux, supprimait les complications ! Mais le prestige de ce nouvel agent thérapeutique tomba le jour où celui-ci, n'étant plus dirigé contre des pneumonies qui, vraisemblablement, eussent guéri seules, il se montra impuissant à modifier l'évolution fatale de formes que rendaient plus graves l'âge ou l'alcoolisme, pour ne citer que deux des principaux facteurs qui assombrissent le pronostic.

Combien d'autres traitements sont passibles du même reproche ! Quel merveilleux agent serait la digitale à haute dose, si on ne s'en tenait qu'aux statistiques publiées par Petrescu ! Employée systématiquement chez les malades des hôpitaux militaires de Bucarest, cette médication n'a donné qu'une mortalité de 2 0/0. Mais les statistiques ne valent pas seulement par leur précision mathématique. Si l'on tient compte du milieu particulier dans lequel Petrescu expérimentait, et si l'on envisage le nombre restreint de malades qu'il a traités, on se convainc aisément que ses succès ont été bien minces, puisque Muller, placé dans des conditions identiques, tablant sur des malades du même âge, 20 à 26 ans, n'a relevé, sur 85 000 pneumoniques de l'armée allemande diversement traités, qu'une proportion de 3 1/2 0/0 de décès.

C'est qu'au point de vue de la valeur d'un traitement dirigé contre la pneumonie, l'âge des malades est l'élément principal d'appréciation. Il est de notion vulgaire que le pronostic de la pneumonie lobaire n'est grave que dans le très jeune âge.

Un peu plus tard, et presque au-dessous de 30 ans, la maladie est relativement bénigne. Pour apprécier la moyenne de la mortalité pneumonique à cet âge, on peut, avec Talamon, prendre pour base la statistique de Leroux, citée par Grisolle. Ces chiffres, comme on l'a fait remarquer, peuvent être acceptés d'autant plus facilement que la pneumonie passe pour beaucoup plus grave à notre époque que du temps de Leroux.

D'après ce dernier, la mortalité pneumonique au-dessous de 30 ans serait de 9 1/2 0/0.

C'est, à peu de chose près, le chiffre donné par Catrin, d'après son relevé portant sur 18.611 cas observés dans l'armée française. Au-dessus de 30 ans, la mortalité saute brusquement à 25 0/0 et croît progressivement pour atteindre 41 1/2 0/0 à 60 ans. S'il est vrai, en effet, que des vieillards encore verts peuvent faire des pneumonies normales ; il est incontestable que pour la plupart la terminaison fatale est l'éventualité la plus habituelle. A cette période de la vie, la maladie est assez grave pour qu'on ait pu la considérer comme la fin naturelle des vieillards. C'est ainsi que l'on voit succomber dans le coma, d'une manière tout à fait inattendue, des sujets qui s'étaient alités quelques heures avant, ne s'étant plaints les trois ou quatre jours précédents, que d'un malaise vague avec frissonnements, ne troublant en rien ou presque rien leur vie habituelle.

Ces statistiques que nous avons rappelées n'ont, d'ailleurs, rien qui étonne. Il est aisé de comprendre que l'affection est d'autant plus grave, que le pneumocoque trouve plus d'auxiliaires dans l'organisme même du sujet. Au-dessous de trente ans, ces auxiliaires lui font d'ordinaire défaut : « les tares organiques sont rares et si elles existent, elles sont habituellement compensées ; de même l'alcoolisme n'est encore ni assez invétéré, ni assez profond pour amener cette détérioration générale qui est le facteur de gravité le plus réel de la pneumonie. » A cet âge, réduit à ses propres moyens, l'organisme sort victorieux de la lutte 90 fois sur 100. Après 60 ans au contraire, alors même que l'on admette qu'à cet âge, les vrais alcooliques, les cardiaques avérés, les polyscléreux généralisés ont disparu, il faut compter nécessairement avec l'affaiblissement naturel résultant de l'usure même de la vie. L'orga-

nisme affaibli est impuissant, dans la moitié des cas, à opposer
au pneumocoque une résistance efficace, et voilà pourquoi
45 fois sur 100, au moins, il succombe, vaincu. De 30 à 60 ans
et surtout autour de la cinquantaine, toutes les causes qui
peuvent favoriser la victoire de l'élément pathogène se trou-
vent réunies : fréquence de l'alcoolisme, fréquence des lésions
organiques du cœur, des reins, du foie, « sans compter le
surmenage, les soucis et les préoccupations de la lutte pour la
vie ». Le combat n'est plus égal entre le diplocoque et l'organisme, tout dépend de l'alcoolisme et de l'intensité des lésions
organiques. Car l'alcoolisme, comme facteur de gravité de la
pneumonie, prime tout autre élément de pronostic. M. Talamon
a montré qu'il fait d'un pneumonique de 40 ans l'égal d'un
d'un vieillard de 60, la mortalité de la pneumonie chez les
alcooliques avérés, d'un âge moyen de 42 ans, étant sensible-
ment la même que celle des pneumoniques, de 50 à 60 ans,
46, 6 et 47,6 0/0. D'après la statistique de Bâle, la mortalité
de la pneumonie des buveurs atteint le chiffre énorme de 55
pour 100.

Il en est pareillement de la sévérité du pronostic de la pneumonie chez les tarés les fatigués, les débiles ; c'est pourquoi,
comme les alcooliques, comme les vieillards (cinquantenaires
vieillis avant l'âge aussi bien que nonagénaires), les cardio-
pathes, les brightiques, les hépatopatiques, les diabétiques,
succombent à propos de leur pneumonie, comme, du reste,
ils meurent facilement de toutes autres maladies infectieuses,
venant les surprendre sans défense.

Il est donc bien établi que la gravité de la pneumonie dépend
moins de la virulence du contage, que du terrain envahi. Le
pronostic doit, par conséquent, être cherché plutôt dans l'âge,
la constitution, les antécédents, les réactions et la résistance
du pneumonisé, que dans l'analyse bactérioscopique du pneu-

mocoque, le coefficient infectieux et toxique de la maladie, prenant ici moins d'importance que le coefficient des résistances fonctionnelles et organiques du malade. -

Si nous avons insisté avec quelque complaisance sur les divers facteurs qui font varier la gravité de la pneumonie,mis en relief la très grande importance de l'âge et de l'alcoolisme en la matière, et montré qu'il n'y a pas une pneumonie mais des pneumoniques, c'est que nous avons voulu démontrer la nécessité qui s'impose, lorsqu'il s'agit de juger la valeur d'une médication, de ne pas s'en tenir simplement aux chiffres des statistiques, mais de fouiller surtout et de peser les observations des malades traités.

La médication sérine de M. Talamon donne, il est vrai, sur 50 malades, une mortalité de 14 0/0. A ne considérer que le chiffre brut, la proportion semble plutôt modeste. A première vue, évidemment, les effets du sérum antidiphtérique paraissent inférieurs à ceux des autres médications vantées dans ces derniers temps, si l'on se contente d'opposer au chiffre précédent les statistiques de Cassoute et de son élève Tournier, de Pétrescu, de Cantiéri et de tant d'autres. Mais, si au lieu de compter simplement les observations on les détaille, on se convainc aisément qu'un simple parallèle ne saurait être établi entre la pratique de M. Talamon et celle de ses devanciers.

Les malades qu'il a traités, en effet, appartiennent tous au milieu hospitalier. Encore ce milieu paraîtra-t-il plus particulièrement défavorable si l'on tient compte de ce fait que la population de cet hôpital se recrute surtout parmi les chiffonniers de Saint-Ouen et qu'elle est beaucoup plus misérable et sûrement plus alcoolisée que celle de tout autre hôpital de Paris. Cette particularité a bien son importance, puisque, d'après les statistiques de Talamon, consciencieusement dressées, la proportion moyenne des décès dans les divers hôpitaux

parisiens, assez régulière et assez courante a oscillé autour de
24 0/0, tandis qu'à l'hôpital Bichat la mortalité est montée
pour 1899 à 37 0/0, 28 décès pour 75 malades. On avouera
volontiers qu'un tel milieu était particulièrement défavorable à
l'essai d'un traitement systématique. C'est pourtant là qu'a été
tentée l'épreuve du sérum antidiphtérique, dans cette population hospitalière de Bichat où l'alcoolisme, dont nous avons
dit l'importance pronostique, doit être considéré comme une
sorte de facteur commun.

Ce qu'il importe au plus haut degré de retenir, c'est que sur
les 50 malades traités de la fin décembre 1899 à la fin juin
1900, suivant les règles que nous indiquerons plus loin, il ne
s'en est trouvé que 8 qui aient pu être regardés comme indem-
nes de toute habitude alcoolique. Les 42 autres, hommes et
femmes, étaient tous des buveurs de liqueurs fortes, d'apéritifs,
d'amers et surtout d'absinthe ; 22 d'entre eux, même, étaient
à ce point alcoolisés qu'ils présentaient le cortège ordinaire
des manifestations fébriles qu'on relève généralement chez les
alcooliques avérés : tremblement généralisé, agitation incessante, délire professionnel, délire nocturne, bruyant, et delirium tremens. Et si les 20 autres n'ont pas présenté de réaction
fébrile caractéristique, ils portaient les stigmates ordinaires :
tremblement des mains et des lèvres, crampes dans les mains
et les mollets, hyperesthésie, pituites matinales qui, même en
dehors de l'aveu formel, ne permettaient pas de douter de leurs
habitudes alcooliques. Et ce qui ajoute à l'importance de cette
considération, c'est que l'âge moyen de tous ces buveurs est
de 41 ans 1/2. C'est dire que M. Talamon n'a pas eu à traiter
seulement des adultes de 20 à 30 ans. L'élément jeune, qui ex-
plique si facilement les succès thérapeutiques de certains
auteurs, n'entre que pour un quart à peine des cas dans sa statistique. Le plus grand nombre de ses malades 42 sur 50 étaient

àgés de 40 à 75 ans. Il n'a donc pas eu affaire seulement à des malades, vierges encore de tares viscérales et qui, jouissant de parfaites intégrités organiques et fonctionnelles, n'étaient pas en peine de défense. Il a eu, au contraire, à traiter des malades particulièrement mal armés pour soutenir la lutte contre l'infection pneumococcique.

Après ces considérations, la mortalité de 14 0/0 qu'a fournie le traitement par le sérum antidiphtérique paraît bien moins modeste. Encore faut-il examiner de près les 7 malades dont les décès ont chargé la statistique. Il s'agissait, en effet, de pneumoniques placés dans des conditions si défavorables que vraiment non seulement on peut plaider les circonstances atténuantes en faveur de l'insuccès du traitement, mais reconnaître que le sérum n'a pas été au-dessous de sa tâche, toute médication apparemment devant échouer.

Si on lit, en effet, avec quelque attention, les observations de ces malades, on relève avec M. Talamon que deux de ces malades étaient des alcooliques voués au delirium tremens à la première maladie et qu'ils sont morts de leur alcoolisme et non de leur pneumonie. Deux autres étaient atteints de lésions viscérales graves, volumineux kyste hydatique du foie, dans un cas, de néphrite saturnine chronique dans l'autre, qui autorisaient d'emblée un pronostic fatal. La 5° malade est morte, non de sa pneumonie, mais d'une endocardite végétante de la tricuspide et des valvules aortiques. Dans l'observation V, il s'agit d'un tailleur de pierres. exposé par son métier à l'inhalation de poussières minérales, et l'on sait la gravité de la pneumonie greffée sur des poumons sclérosés et encombrés de ces poussières. Enfin, le dernier décès, est celui d'une vieille femme de 72 ans, épuisée en outre par la misère et qui, dès le deuxième jour de sa pneumonie, présentait un aspect adynamique et typhoïde ne laissant guère d'espoir.

Au surplus, outre l'état particulièrement défavorable de ces divers malades profondément tarés ou affaiblis, il convient de remarquer, à la décharge du sérum antidiphtérique, que le traitement n'a pu être institué assez tôt pour donner sa mesure réelle. Peut-être faut-il voir dans cette coïncidence, la raison majeure de l'impuissance de la médication, les lésions étant si avancées que l'organisme, inapte d'ailleurs à faire un effort, était incapable, même secouru, de faire les frais de leur réparation.

Dans tous les cas, en effet, où l'injection de sérum a pu être faite, au contraire, à une époque assez rapprochée du début de la maladie, les résultats ont été favorables.

Nous n'entreprendrons pas ici de relater en détail les observations publiées par M. Talamon. Nous oublierons, pour l'instant, les malades traités seulement à partir du sixième jour, chez lesquels on pourrait mettre en doute l'influence des injections de sérum sur l'évolution de la maladie. Qu'il nous suffise de rappeler que sur les 25 malades injectés avant le sixième jour, 24 ont guéri. Ce chiffre imposant de cas est bien de nature à entraîner la conviction que le sérum a vraiment une action efficace, surtout si l'on se souvient, que dans bien des cas, il est intervenu pour secourir des organismes, mis en état de moindre résistance, soit par des intoxications, des diathèses ou des maladies antérieures, soit par l'âge. Encore le décès survenu est-il celui de la vieille femme de 72 ans qui était si profondément, si lamentablement usée. Du reste, en opposition à ce cas fâcheux, nous avons à enregistrer la guérison d'un vieillard de 73 ans, dont l'observation peut donner une idée de l'évolution d'une pneumonie grave traitée par le sérum. Entré au cinquième jour de sa maladie, il était, à son arrivée à l'hôpital, dans un état de prostration typhique : langue sèche, rôtie, crachats rares, visqueux, muco-purulents.

L'auscultation révélait, au-devant du cœur, un foyer de souffle tubaire et de râles crépitants. Le pouls était rapide, 128 pulsations, large, mou, irrégulier ; la température du matin atteignait 39°. Les urines, d'une teinte acajou, étaient fortement albumineuses. On fit une première injection de 20 centimètres cubes de sérum. Le soir, la température atteignait 40°2. Le lendemain l'état semblait plus grave, la nuit avait été agitée et troublée par un délire bruyant. Mais la température était tombée à 39°4, le pouls à 120. Une nouvelle injection de sérum fut faite. La température du soir montait seulement à 38°8. Mais le lendemain l'état s'aggravait et ce fut au milieu d'un cortège de symptômes alarmants que les injections de sérum furent faites, plus abondantes et plus nombreuses. Le neuvième jour, la fièvre commençait à décroître et le onzième jour, la défervescence était complète.

Le malade avait reçu 140 centimètres cubes de sérum anti-diphtérique. Comme le fait observer M. Talamon, vu l'état de ses artères, l'arythmie cardiaque, l'albuminurie abondante, on pouvait à bon droit redouter les effets d'une dose aussi forte. Non-seulement, aucun accident ne s'est produit, mais encore, la pneumonie guérie, l'arythmie et l'albuminurie ont complètement disparu et la crise polyurique s'est faite comme à l'ordinaire.

Dans le cas présent, le sérum antidiphtérique a mis 6 jours pour triompher du processus pneumonique. Mais indépendamment de la gravité exceptionnelle qu'a pris la maladie évoluant dans un organisme si désarmé pour la défense, gravité qui suffisait amplement à expliquer la résistance de la pneumonie à la médication, il convient de remarquer que le sérum n'a été mis en œuvre que le cinquième jour. De l'examen, en effet, de toutes les autres observations ressort cette notion importante, que les effets du sérum sont d'autant plus marqués, que la médication a été plus précoce. Quant à la durée même de la maladie, comptée du début à la défervescence, voici, en effet, ce que donnent les 22 malades qui ont guéri. « Pour les cas traités au cinquième jour, la durée moyenne a été de 8 jours ; pour les cas traités au quatrième jour, elle a été de 7 jours ; pour ceux traités à partir du troisième jour, elle a été de 6 jours ; enfin, pour ceux traités dès le second jour, la durée moyenne a été de 4 jours.

On voit la marche assez régulièrement décroissante de la durée de la pneumonie, au fur et à mesure que la première injection se rapproche du début de l'infection. Il est logique d'en déduire que le sérum capable de réduire à 4 jours la durée d'une pneumonie contre laquelle il a commencé à lutter dès le deuxième, peut, employé dès le premier jour de l'invasion, arrêter court dans les 24 heures une pneumonie commençante. Et ce n'est pas là une simple vue de l'esprit ; cette hypothèse s'appuie sur des observations qui pour n'être pas concluantes, parce que trop peu nombreuses, n'en sont pas moins très suggestives. M. Talamon n'a pas eu l'occasion de traiter de pneumonie au premier jour ; mais il rapporte le cas de deux pneumoniques, chez lesquels une deuxième poussée inflammatoire, survenant après la défervescence de la première, a été arrêtée net par une injection de 20 centimètres cubes de sérum, faite dans les 12 heures qui ont suivi le frisson. La première observation est celle d'un chiffonnier de 45 ans, alcoolique qui, ayant fait sa défervescence la veille, s'était levé pour aller aux cabinets. Le soir même, il ressentait un violent frisson, en même temps qu'un point de côté intense. Sa température atteignait 40°2. L'auscultation révélait tous les signes d'une nouvelle pneumonie. Une injection de sérum était faite dès le lendemain au matin et la température, descendue, le soir, à 38°6, tombait, le deuxième jour, à 37° pour s'y maintenir.

Le second cas, absolument identique, est celui d'un teinturier de 39 ans qui, guéri de la veille, se levait et sortait dans la galerie. Le soir, frisson et nouvelle poussée avec symptômes graves. Injection de sérum, et guérison le surlendemain matin.

Faut-il conclure de ces faits que le sérum, employé dès le premier jour, est capable d'enrayer dans les 24 heures l'évolution naturelle du pneumocoque? Il faudrait, nous le reconnaissons, un plus grand nombre d'observations pour appuyer une pareille affirmation. Mais, comme nous l'avons déjà remarqué, la manière dont la pneumonie se comporte, suivant que les injections sont commencées plus ou moins près du début, autorise à penser que la chose est au moins possible.

D'ailleurs, plus heureux que M. Talamon, nous avons eu la bonne fortune d'observer une pneumonie au premier jour. La médication sérine instituée aussitôt, amena la défervescence le matin du troisième jour. Il s'agissait d'un homme de 33 ans, portefaix, accusant volontiers des habitudes invétérées d'alcoolisme. Venu à Nice pour chercher de l'ouvrage, il couchait, le soir de son arrivée, au chauffoir municipal. Réveillé vers minuit par un violent frisson, il souffrait toute la nuit d'un point de côté très aigu. Venu le lendemain matin à la consultation externe, il était admis d'urgence à l'hôpital Saint-Roch. A l'examen, matité complète du côté droit, gros souffle tubaire à la base, quelques râles crépitants. Température 40°1 ; pouls 120. Une injection de 20 centimètres cubes de sérum fut faite sur-le-champ. Température du soir 39°2. Nouvelle injection de 20 centimètres cubes de sérum. Le lendemain, défervescence brusque à 37°2.

Ce cas paraîtra assez remarquable même aux plus sceptiques. Pour nous, il força notre conviction, un peu hésitante jusque-là. C'est même cette guérison rapide et un peu imprévue par nous, nous l'avouons, qui nous détermina à traiter systématiquement quelques-uns de nos pneumoniques par la médition sérine.

Nous pouvons, dès maintenant, avancer que tous en retirèrent un bénéfice marqué. Sur 11 malades traités durant les mois de février et mars 1901, nous n'avons eu, en effet, à déplorer qu'un seul décès. Mais il importe au plus haut point de remarquer qu'il s'agit d'une vieille femme de 66 ans, apportée à l'hôpital dans des conditions lamentables. Malade depuis sept jours, elle n'avait eu le secours d'aucun médecin. Son mari, un peu simple et complètement illettré, s'était contenté de mettre en œuvre sur elle toutes les pratiques bizarres, auxquelles encore, dans certains milieux de Nice, on prête une efficacité remarquable. Il l'avait, nous dit-il, couverte d'escudets (c'est un emplâtre résineux que l'on met sur le ventre, et dans la composition duquel entre de l'étoupe imbibée de rhum, de l'encens, de la myrrhe et du benjoin). Quoi qu'il en soit, cette femme, à son arrivée à l'hôpital, épuisée par les privations, d'une maigreur squelettique, était dans un état de prostration typhique. L'auscultation révélait un souffle tubaire au sommet droit, un foyer de râles crépitants aussi bien en avant qu'en arrière. L'expectoration était abondante, purée d'abricots. La température était à 39°7, le pouls à 120. Nous fîmes sur-le champ une première injection de 20 centimètres cubes de sérum antidiphtérique ; une seconde le lendemain matin. Mais l'adynamie persistait et la malade s'affaiblissant de plus en plus, succombait dans l'après-midi.

Nous ne pensons pas qu'on puisse faire un grief au sérum de n'avoir pas, dans le cas présent, modifié l'issue. Ce fut sans conviction que nous instituâmes la médication ; la malade, en somme, ne relevait d'aucun traitement, la terminaison fatale était la seule possible.

Ce n'est pas que nos autres pneumoniques fussent dans des conditions bien remarquables. Le milieu hospitalier de Nice, en effet (celui, s'entend, des miséreux), est loin d'être propice à l'essai d'une médication systématique. Il est fait, en majeure partie, de cette population cosmopolite et besogneuse qui l'hiver se livre dans notre ville aux travaux les plus pénibles et les plus délaissés. L'élément piémontais et napolitain y domine, et l'on sait combien sont oubliées les règles hygiéniques les plus simples, dans ces milieux où la promiscuité s'allie à une malpropreté révoltante. Que l'on ajoute à cela une alimentation, non seulement précaire au point de vue de la nutrition, mais encore insuffisante, des habitudes d'alcoolisme et de tabagisme parfois poussées très loin, et on aura une idée de la façon dont réagissent contre les infections, ces organismes spécialement débilités et désarmés.

Nous ne rapporterons que six de nos observations. Ce sont celles de nos pneunomiques chez lesquels la maladie a revêtu une gravité particulière. Elles paraîtront, à notre avis, suffisamment convaincantes, si l'on veut bien tenir compte de l'âge de nos malades et du terrain singulièrement favorable qu'ils offraient à l'évolution du pneumocoque.

Tous âgés de plus de 35 ans, ils présentaient à l'examen le cortège complet des divers stigmates que l'on relève chez les alcooliques invétérés : pituites matinales, crampes dans les mains et les lèvres, soubresauts des tendons, etc., etc. Ils eurent tous, au milieu d'une agitation incessante, du délire professionnel et une excitation telle que l'on dut souvent avoir recours à la camisole de force pour les maîtriser.

Chez deux d'entre eux la pneumonie se compliquait d'un état bilieux très accentué, s'accompagnant de mollesse du pouls, de vomiturition et de dévoiement.

Deux autres étaient par surcroît des cardiaques, chez lesquels l'auscultation révélait une insuffisance mitrale. A leur entrée à l'hôpital, leur pouls irrégulier et mou, leur cœur arythmique, faisaient craindre une défaillance cardiaque. La dyspnée très grande, l'état asphyxique des extrémités, la température élevée s'ajoutant au cortège alarmant des autres symptômes, imposaient un pronostic si sombre que les médecins traitants avaient fait prévoir aux parents une issue fatale.

C'est assez dire qu'il n'était pas de ces pneumoniques qui ne relèvent que d'une thérapeutique opportuniste, pour ainsi dire, expectante. D'après ce que nous avons dit des différents facteurs qui font varier la gravité de la maladie, on voit qu'il fallait mettre en œuvre dans de tels cas une médication énergique, nous dirions volontiers, héroïque.

Nous soumîmes ces malades, dès leur arrivée à l'hôpital, à la médication sérine. Le sérum antidiphtérique fut employé largement, d'emblée. Nous n'hésitâmes pas à faire deux injections de 20 cc., une le matin une le soir. Lorsque la température du lendemain ne fut pas modifiée, la même dose fut répétée ; car c'est la température qui doit servir de guide. D'ordinaire, chaque injection fut suivie le lendemain d'un abaissement de la température matinale. Lorsque la fièvre continuait à décroître le soir, l'injection, considérée comme inutile, n'était pas faite. Mais si la température remontait dans la soirée, nous injections une nouvelle dose de 20 cc.

La chute de la température s'est toujours faite au 6ᵉ jour. Il est vrai que le traitement fut institué, sauf dans les deux cas précédemment cités, au troisième jour de la maladie. Il est curieux de remarquer que, contrairement à ce qui se passe d'habitude dans la pneumonie livrée à elle seule ou soumise aux divers autres traitements, cette chute de la température ne s'est pas faite par défervescence brusque, mais par degré, en lysis. On verra, d'après nos tracés, que la température a commencé à baisser au plus tard, **24** heures après la première injection, pour décroître progressivement les jours suivants jusqu'à la normale.

Cette constatation est une démonstration probante de l'action du sérum sur le processus pneumonique. Elle prouve d'une façon irréfutable que chaque injection amène, par un mécanisme complexe que nous étudierons ailleurs, une atténuation rapide et très marquée de la virulence des pneumocoques et probablement la mort de beaucoup d'entre eux.

On a bien dit que la défervescence en lysis s'observerait dans un 1/3 des cas.

Elle aurait été notée :

Par Pohlman à Erlangen . .	7 fois sur 183	4 p. 100
— Gross à Berlin	—	21	—
— Busse à Greifswald . . .	27 fois sur 205	13.2	—
—· Von Weismayr, à Vienne.	5 —	31. 16	—

Mais il convient de se mettre en garde dans l'interprétation de ces pneunomies terminées par lysis. Netter (1) qui rapporte ces chiffres, pense, avec Jurgensen, que souvent, dans ces cas, il ne s'agit plus de vraie pneumonie lobaire, mais de broncho-pneumonie, de pseudo-pneumonie.

Pour nous, la défervescence en lysis, observée chez nos pneumoniques, doit bien être considérée comme imputable au sérum. Elle ne s'est jamais accompagnée de cette sorte de collapsus sur lequel insistait beaucoup Wunderlich, qui avait remarqué qu'à la fin de la crise, le pouls devenait lent, faible,

---

(1) Netter. — Art. pneumonie lobaire, in Charcot-Bouchard, *Traité de Médecine*, deuxième édition.

quelquefois même à peine perceptible. Après chaque injection, au contraire, les modifications du pouls, remarquablement constantes, nous ont toujours manifestement indiqué quel surcroît de vitalité le sérum apportait à l'organisme. Le nombre de pulsations, très diminué, n'est jamais tombé au-dessous de la normale, et le pouls, plus plein, mieux frappé, a toujours témoigné, par son ampleur plus grande, de la tonicité plus marquée de l'impulsion cardiaque.

Il n'est donc pas douteux que le sérum antidiphtérique abrège l'évolution de la pneumonie. Il serait intéressant, après cela, de préciser quelle modification il fait subir au processus local.

Dans deux cas surtout, nous avons eu l'impression très nette que les injections avaient précipité l'apparition des râles crépitants et les avait faits plus humides et plus abondants. Mais nos observations ont été trop peu nombreuses pour que nous puissions affirmer qu'il y a eu là une relation de cause à effet. Par contre, contrairement à M. Talamon, nous pouvons dire que la résorption de l'exsudat ne nous a pas paru plus rapide. Elle nous a semblé, au contraire, se prolonger dans trois cas, d'une façon insolite, les signes stéthoscopiques ayant persisté un temps fort long, après la défervescence.

Mais ce ne sont là, pour ainsi dire, que questions de détail. Le point capital, essentiel, réside tout entier dans ce fait, que le sérum antidiphtérique a une action remarquable sur le processus pneumonique. De même que dans la streptococcie c'est par la température et non par les manifestations locales, utérines, cutanées, que l'on apprécie l'effet du traitement sérothérapique, de même que dans la diphthérie on s'en rapporte non seulement à l'état local, à l'aspect et au détachement plus ou moins rapide des fausses membranes, mais aussi à l'état général, pour juger de l'action du traitement spécifique ; de même dans la pneumonie, c'est surtout au relèvement de l'état général, à l'abaissement de la température à la régularisation du pouls et de la respiration que l'on apprécie l'efficacité du sérum anti-diphtérique.

Et la médication sérine apporte si bien au malade le secours que l'on en attendait, que dans toutes les observations publiées par Talamon, par nous-même, on ne trouve la mention d'aucune complication post-pneumonique. Cependant, nos pneumoniques ont été retenus dans les services un temps fort long après leur guérison et consciencieusement observés. Nous n'avons relevé chez eux aucun signe de détermination pneumococcique nouvelle.

C'est assez dire que si, pour être regardé comme efficace, un traitement de la pneumonie doit abaisser la mortalité de cette maladie, en abréger la durée, supprimer ou du moins atténuer les complications, le sérum antidiphtérique doit vraiment être considéré comme tel. Il est bon toutefois de remarquer que pour obtenir le maximum d'effet utile, il faut instituer la médication à temps, user du sérum largement, d'emblée, sans tâtonner ni hésiter.

C'est dans ce fait que réside pour nous la seule condition du succès. Les temps ont marché depuis le jour où Landouzy écrivait : S'il n'y a pas d'inconvénient à employer du sérum de Roux chez un individu qui n'en a pas besoin, il est singulièrement préjudiciable, au contraire, d'en injecter à un malade qui relèverait de l'emploi d'un autre sérum. M. Talamon a injecté des doses énormes de sérum antidiphtérique à certains de ses pneumoniques, des doses qu'on n'a jamais atteintes, même dans le traitement de la diphtérie jusqu'à 200 et 260 centimètres cubes en quelques jours. Et cependant, il n'a noté d'autres accidents que les phénomènes post-sériques bien connus : éruption érythémateuse et douleurs articulaires. Encore ces accidents, bénins du reste, ne les a-t-il relevés que sur 5 de ses 50 pneumoniques. Quant à nous, qui n'avons jamais eu d'ailleurs à injecter des doses aussi considérables, nous ne les avons jamais observés.

Rien ne s'oppose donc à l'essai du traitement antidiphtérique dans la pneumonie. Son innocuité est parfaite. Nous n'avons pas la prétention de soutenir qu'avec lui le traitement de la pneumonie est trouvé. Mais, si on compare les effets inconstants des diverses autres médications vantées aux résultats remarquables qu'a donnés, dans des cas difficiles, la médication sérine, on ne peut s'empêcher de reconnaître que le sérum antidiphtérique a sur les autres agents thérapeutiques mis en œuvre jusqu'ici, un avantage marqué. Employé systématiquement dans 61 cas, il a abaissé la mortalité de la pneumonie aux environs de 10 0/0. C'est là, pour nous, comme pour M. Talamon, le minimum qu'on puisse atteindre ; car il y a des pneumonies qui sont un arrêt de mort. On ne guérit pas la pneumonie chez un asystolique, chez un brightique, chez un acétonémique. Il est douteux qu'aucun traitement puisse permettre de faire appel de cet arrêt. Il ne faut pas demander l'impossible à une médication. Ce qu'il faut retenir, c'est que sur les 36 pneumoniques de tout âge, traités *avant le cinquième jour,* le sérum n'a échoué que deux fois, chez deux vieilles femmes.

Il est douteux qu'aucun autre traitement puisse faire mieux, ni même autant.

OBSERVATION PREMIÈRE

Joseph Giuli, 33 ans, portefaix, entré à l'hôpital le 3 février 1901. Alcoolique avéré, absinthique. Syphilis remontant à dix ans.

Malade depuis la nuit précédente. Début par un frisson intense ; point de côté très douloureux, dyspnée marquée, facies animé. A l'examen, matité complète du côté droit. Foyer de râlès crépitants. Gros souffle tubaire à la base. Cœur normal.

La température du matin atteint 40° 1. Le pouls est à 120. Le malade répond mal aux questions qu'on lui pose. La parole est embrouillée. Une injection de 20 cc. de sérum est faite demi-heure après son arrivée.

L'après-midi est agitée. Tremblement généralisé. Délire professionnel, menaces, excitation très marquée. On camisole le malade. A 6 heures, 39°,2. Pouls 108. Crachats rouillés. Nouvelle injection de 20 cc. L'agitation persiste, quoique moindre, jusqu'à minuit ; hallucinations ; le malade veut partir et se débat, effrayé. Vers 2 heures, le calme renaît et le malade s'endort. Température du matin, 37° 2. Pouls 86. Nous le trouvons complètement changé. Il parle librement ; accuse simplement une grande fatigue et demande à manger. Les signes sthétoscopiques ont peu varié, toujours le souffle et les râles crépitants de la veille. Urines abondantes, pas d'albumine. Le malade est calme toute la journée, la température du soir n'atteint pas 37° 4. La nuit est tranquille.

Le lendemain matin, Giuli se trouve très bien. Il demande avec instance qu'on le laisse manger et se lever. Le souffle est beaucoup moins intense, les râles crépitants plus humides. Alimentation légère.

Les jours suivants, le malade va de mieux en mieux, mais n'est autorisé à se lever que le neuvième jour de son séjour à l'hôpital, la résorption de l'exsudat se faisant d'une façon fort lente.

Il sort de l'hôpital le 30 février, complètement guéri et bien rétabli, n'ayant présenté aucun phénomène post-sérique. Il avait reçu 40 cc. de sérum.

OBSERVATION II

Joseph Baselli, 38 ans, marin. Pas de maladies antérieures. Alcoolisme très prononcé ; pituite matinale, crampes dans les mollets, tremblement des mains et des lèvres, tressaillement des paupières, etc.

Entré à l'hôpital Saint-Roch le 26 février 1901, à 7 heures du soir. Malade depuis deux jours. Début par un frisson violent. Point de côté intense. Facies animé. Pommette droite très rouge. A l'auscultation, souffle très intense, occupant en arrière toute la hauteur du poumon droit. Expectoration abondante, crachats rouillés très adhérents au vase. T. : 40° 2 ; P. : 125. Nous faisons immédiatement une première injection de 20 cc. de sérum antidiphtérique.

Nuit agitée, délire, loquacité. Excitation très marquée qui nécessite la camisole de force.

Le lendemain matin, la température est de 39° 2, le pouls à 120. Le souffle est toujours très marqué, très fort, mais à la

base, bouffées de râles crépitants très serrés. Nouvelle injection de 20 cc. de sérum.

Le soir, la température remonte à 39° 4, mais le pouls ne
donne que 100 pulsations. Malgré la présence de 2 grammes
d'albumine dans les urines, nous pratiquons une troisième
injection de 20 cc.

La nuit est beaucoup plus calme que la précédente. Délire
léger, tranquille.

La température du matin du cinquième jour n'est que 38° 2.
Pouls, 88. Le souffle persiste toujours, mais les râles de la
base deviennent plus humides, plus abondants. Pas d'injection.

Température du soir, 37° 8, pouls, 86. Le malade est calme,
se trouve beaucoup mieux. La température tombe définitivement le lendemain matin à 37° 2. Le souffle est remplacé de
haut en bas par de gros râles. Les urines sont abondantes, il
n'y a pas d'albumine.

Le malade a reçu en deux jours 60 cc. de sérum antidiphtérique.

Il sort définitivement guéri le 15 mars, sans avoir présenté
aucune complication métapneumonique, aucun des phénomènes post-sériques.

OBSERVATION III

Joseph B.., 42 ans, contre-maître, alcoolique, buveur d'amer,
six verres de Picon en moyenne par jour. Malade depuis deux
jours. Début brusque par un frisson violent. Point de côté à
gauche.

Transporté à l'hôpital le matin du troisième jour, le malade
présente une fièvre intense, 40° 1. Son visage est injecté, ses
yeux très brillants et ses sclérotiques prennent une teinte icté-

rique très marquée, ce qui donne à son regard une expression étrange. Le malade est dans le délire. Agitation avec tremblement des bras et des mains, voix bruyante mais bégayée. Pas de dyspnée apparente, ni toux ni expectoration, mais la percussion décèle une matité occupant la fosse sous-épineuse gauche. L'auscultation, difficile à cause de l'agitation du malade, que trois infirmiers ont de la peine à maintenir, décèle au sommet gauche un souffle tubaire très fort.

Une première injection de 20 cc. de sérum est faite sur le champ. Le malade est camisolé, maintenu. Loquacité exagérée toute la journée. Température du soir, 40°2 ; pouls dur et serré, 120 pulsations. Nouvelle injection de 20 cc. Le malade a très peu uriné. Pas d'albumine.

Nuit relativement calme. Hallucinations visuelles.

Le matin du quatrième jour, la température descend à 39°5. Le malade est plus docile, l'auscultation ne révèle aucun changement notable dans l'état pulmonaire, le souffle est toujours très intense, très sec. Vomiturition. Le malade rend par gorgées le lait qu'on lui donne. Diarrhée peu abondante. 20 cc. de sérum.

Quelques tentatives de révolte dans la journée, mais le soir, au délire violent de parole et d'action des deux premiers jours, succède un bégaiement léger et indistinct. L'injection du soir semble relever le pouls, qui était devenu inégal et petit. La température est à 39° 5. Nuit calme. Le malade repose. Le mieux s'affirme le lendemain par la température, qui est descendue à 38° 6 et les caractères du pouls qui est mieux frappé, plus large. Injection de 10 cc. de sérum. Le malade boit abondamment du lait. Le soir, la température est à 38° 7. Pas de lait. Nuit calme. Défervescence le lendemain à 37° 2. Convalescence relativement courte, le malade sortant le quinzième jour. Il a reçu 90 cc. de sérum, et n'a présenté, lui non plus, aucun phénomène post-sérique.

OBSERVATION IV

Louis R..., 44 ans, marchand de vin. Rhumatisme il y a 8 ans. Vinisme net : 5 litres de vin par jour en moyenne.

Malade depuis deux jours. Frissons successifs assez violents. Point de côté droit. Conduit à l'hôpital dans un état voisin de l'asystolie. Dyspnée très marquée, cyanose des lèvres, sueur abondante. Température à l'arrivée, 39° 8. Pouls très petit, inégal. Arythmie cardiaque.

Matité complète du côté droit. Souffle tubaire ; gros râles aux deux bases. Du côté du cœur on relève, à la pointe, un souffle au premier temps, se propageant très intense dans le creux axillaire gauche. Urines foncées, peu abondantes, tra ces d'albumine. Injection de 20 cc. de sérum antidiphtérique. Nuit pénible. Le malade haletant est en proie à une angoisse extrême. Obnubilation. Température du matin 39° 4. La rapidité et l'inégalité du pouls, l'absence de récurrence palmaire font craindre une défaillance cardiaque. Nouvelle injection de 20 cc.

Dans la journée, la dyspnée paraît diminuer. Le malade est assoupi. La température du soir n'atteint que 39° 3. Le malade a uriné davantage. L'expectoration est abondante, crachats rouillés, adhérents au vase. Le pouls s'est un peu relevé, 110 pulsations. Cinquième injection de sérum. Le malade respire plus facilement, expectore beaucoup, remplissant plusieurs fois le vase destiné à recevoir ses crachats. A 7 heures 38° 2.

Pas d'injection. Le malade dort pour la première fois depuis son entrée à l'hôpital.

Le lendemain matin 37° 2. Le malade se sent beaucoup plus à l'aise, répond aisément.

A partir de ce jour, le mieux s'accentue. Mais le rétablissement complet met longtemps à se faire, la résorption de l'exsudat étant très lente. Le malade a reçu 100 cc. de sérum. Nous devons relever des douleurs musculaires assez vives, qui ont, d'ailleurs, cédé aux applications de salicylate de méthyle. Pas d'érythème.

Le malade sort rétabli un mois après son entrée à l'hôpital.

Observation V

Gustave V...., 37 ans, homme de peine. Fièvre typhoïde à 20 ans. Depuis, fréquentes crises de palpitations, œdème malléolaire, le soir. Gros buveur d'absinthe.

Frisson violent suivi très vite d'une douleur très vive au côté gauche. Reçu d'urgence à l'hôpital, où il est conduit le matin du troisième jour. Etat très grave ; perte presque complète de la notion du monde extérieur.

Le malade n'entend, ni ne voit personne.

Matité complète du côté gauche. Souffle de moyenne intensité, bouffées de râles crépitants à la fin de l'inspiration. Température 39° 7. Pouls très petit, inégal, à peu près incomptable. Cœur arythmique Souffle à la pointe, couvrant le premier temps et se propageant dans l'aisselle. Injection de 20 cc. dès son arrivée.

L'état est stationnaire toute la nuit. Expectoration nulle. Presque pas de toux.

Le quatrième jour deux injections de sérum sont faites, une le matin, l'autre le soir. A 7 heures du soir le malade doit être assis sur le lit ; dyspnée très intense ; nuit très pénible.

Le lendemain matin, pouls plus fort, moins rapide. On peut aisément le compter: 120 pulsations. La dyspnée est moins prononcée, les lèvres moins cyanosées. L'expectoration est abondante. Nouvelle injection de sérum. La température est à 38°3. Le souffle persiste, mais moins intense ; gros râles humides.

Peu à peu le calme se rétablit, le malade boit abondamment du lait lactosé. La respiration est bien plus aisée. Au soir, 37°8; pas de sérum. La nuit est calme, troublée seulement par quelques efforts de toux.

Le sixième jour au matin, la température tombe à 37°2 et s'y maintient définitivement. La convalescence suit normalement son cours. Mais ici encore la résorption de l'exsudat est lente.

Le malade sort 33 jours après son entrée à l'hôpital, ayant reçu 100 centimètres cubes de sérum. Aucun phénomène post-sérique.

OBSERVATION VI

Charles R..., 68 ans, service des vieillards de l'hôpital Saint-Roch. Pneumonie à 40 ans. Rhumatisme chronique. Polyscléreux. Emphysémateux.

Malade depuis 2 jours. Début insidieux. Courbature, anorexie, fièvre. Passé en médecine le matin du troisième jour, le malade est très prostré. Langue très sale. Température 39°1. Toux légère, expectoration peu abondante mais caractéristique. Matité en arrière au sommet droit. Souffle tubaire. Injection de 20 centimètres cubes de sérum antidiphtérique dès son arrivée.

Dyspnée assez marquée dans la journée. Pouls petit, inégal.

Le cœur se contracte mal, ses bruits sont difficiles à saisir. Quelques crachats rouillés. Température du soir, 39°2. Nouvelle injection de sérum : 20 centimètres cubes. Nuit assez mauvaise. Le malade ne dort pas, est oppressé. La toux est plus fréquente.

Le lendemain matin 38°6. Gros râles crépitants, voilant le souffle, qui est beaucoup moins intense. 96 pulsations. Journée calme. Le soir, la température n'atteint que 38°5. Léger œdème malléolaire. 98 pulsations. Le malade a peu uriné. Pas d'albumine. 10 centimètres cubes de sérum.

Le malade sommeille un peu la nuit ; il demande à boire. A 6 heures du matin 37°6. 1 litre 1|2 d'urine. Pouls mieux frappé : 90 pulsations. Expectoration abondante. Température du soir, 37°7. Pouls, 86. Le malade se sent mieux, demande même à manger. A partir de ce jour la convalescence est assez rapide. Le malade sort guéri le dix-septième jour. Malgré 70 centimètres cubes de sérum, aucun accident postsérique à signaler.

CHAPITRE III

Sans vouloir faire un exposé doctrinal et historique de la sérothérapie, nous sommes néanmoins obligé de dire quelques mots des diverses théories qui s'efforcent d'expliquer l'action des sérums, pour pouvoir choisir celle qui, selon nous, s'applique le mieux au sérum antidiphtérique employé comme agent curateur de maladies infectieuses autres que celle pour laquelle il a été créé.

Nous savons combien sont nombreux les moyens de protection, de défense, de résistance que l'organisme peut opposer aux agents pathogènes. De ces moyens, les uns sont employés à lutter contre la pénétration des agents morbides ; les autres sont réservés contre les bactéries qui, ayant forcé la première ligne de défense, pénètrent dans l'intimité de nos tissus.

Ces procédés de défense et de résistance peuvent être accrus dans des proportions variées. C'est justement pour réaliser cet accroissement que deux thérapeutiques sont nées · l'une, préventive, créant l'état réfractaire et la vaccination ; l'autre, curative, luttant directement contre la maladie en évolution. Mais, outre qu'il est difficile de vouloir systématiquement vacciner et immuniser pour des maladies que beaucoup n'auront jamais, il peut y avoir de nombreux inconvénients à faire pénétrer dans les tissus des substances dont nous ignorons encore une foule de propriétés.

« Qu'on aille de l'avant, comme le dit Charrin, quand le
danger est là, c'est fort bien ; mais qu'on injecte à tort et à
travers, dans les cas les plus bénins, voilà ce que l'état actuel
de nos connaissances n'autorise pas. »

Cependant, du jour où il a été démontré que certains produits solubles, injectés à des animaux, les rendaient réfractaires
à une maladie déterminée, un grand pas avait été fait et l'idée
de se demander si certains de ces produits n'étaient pas doués
d'une vertu thérapeutique directe, curative, devait venir natu-
rellement et logiquement aux expérimentateurs.

Après les premiers essais, empiriques, il est vrai, de Richet
et Héricourt (nov. 1888) sur l'emploi thérapeutique du sang
des réfractaires au point de vue curatif, et après les beaux
travaux de Bouchard, démontrant que dans ces expériences, le
sérum sanguin renfermait les mêmes propriétés que le sang
entier, l'ère de la sérothérapie allait s'ouvrir. De patientes
recherches furent entreprises pour la découverte de sérums
nouveaux, tandis que d'autres essayaient d'expliquer le mode
d'action des sérums déjà trouvés. Et c'est après une foule
d'expériences minutieuses et instructives que naquirent les
théories diverses sur le pouvoir chimiotaxique des cellules,
sur les toxines, les antitoxines, sur l'état bactéricide des hu-
meurs et leur pouvoir antitoxique. Puis, Metchnikoff faisait
connaître ses importants travaux sur la phagocytose. En même
temps s'étayaient des théories diverses essayant d'expliquer
les réactions vitales de l'organisme et le processus par lequel
les sérums les secondaient. Bactéricides, d'après les uns, antitoxiques, d'après les autres, pour beaucoup les sérums
n'agissaient, au contraire, qu'indirectement sur les éléments
pathogènes : ils assureraient leur défaite en renforçant le pouvoir
de résistance de l'organisme. Ils seraient simplement excito-
phagocytaires.

La découverte chez les animaux rendus expérimentalement réfractaires de principes bactéricides et la possibilité d'accroître la résistance de l'organisme au moyen de ces principes, fit naître la théorie qui veut voir dans le sérum un antibactéricide. Introduit dans l'organisme, le sérum, sous l'influence de ces principes bactéricides (qu'ils soient dus à un simple changement de milieu, à un effet purement physique ou à des principes chimiques), le sérum, disons-nous, arrête l'évolution du microbe en l'empêchant de cultiver et de prolifier.

Ce fait est vrai pour certains microbes, tels que le vibrion septique, le bacille d'Eberth, le bactérium coli, le bacille de Nicolaïew et quelques autres. Introduits dans les tissus d'animaux immunisés, contre ces agents virulents, ils succombent tout au moins en partie, changent de forme et d'aspect. Ce phénomène, d'après les expériences de Metchnikoff, se produirait non seulement dans l'organisme, mais encore *in vitro*. Il se produirait sous l'influence du sérum des substances bactéricides qui, pour Bordet, siègeraient dans les leucocytes; et ceux-ci les laisseraient diffuser dans les milieux ambiants. Sous l'action de ces substances, le microbe s'immobilise, subissant la transformation granuleuse extra-cellulaire de Pfeiffer, et s'accumulent en petits amas, en un mot, s'agglutinent.

Mais tous les microbes ne se comportent pas ainsi. Si l'on s'en rapporte aux expériences de Roger, l'on voit que certains, le staphylocoque, par exemple, cultivés sur deux sérums, l'un de lapin neuf, l'autre de lapin immunisé antérieurement, donnent leurs cultures absolument semblables, au point de vue morphologique. Mais si la forme et le mode de développement de ces microbes sont les mêmes, il n'en est plus de même pour leurs propriétés pathogènes. Car alors que la culture provenant du sérum des réfractaires est moins virulente, puisque, injectée, elle ne produit qu'une infection atténuée, celle qui provient des animaux neufs, injectée dans les mêmes conditions et aux mêmes doses, produit une septicémie aiguë. La conclusion logique à tirer de cette expérience, c'est que le sérum de lapin immunisé n'a pas d'action bactéricide, puisqu'il n'a pas empêché le microbe de se développer, bien qu'en ayant fait un microbe dégénéré, à virulence atténuée.

Cette expérience semble venir à l'appui de la théorie nouvelle qui, née de la notion des toxines et des antitoxines découvertes par Behring, veut voir dans le sérum non plus un agent agissant directement sur le microbe, mais bien sur les toxines que celui-ci sécrète. Le sérum étant un antitoxique, agirait, pour Büchmer, en protégeant l'organisme et en actionnant les tissus. Pour Behring, au contraire, il agirait en gênant le développement du microbe qui, ne pouvant librement évoluer, serait incapable de fabriquer des poisons suffisants en qualité et en quantité.

D'après les recherches de Bouchard, les antitoxines s'adressent à l'organisme, l'incitent à se défendre. Il y aurait une influence nerveuse qui permettrait l'action des cellules de résistance, exagérerait celle des sucs protecteurs qui empêchent dans une mesure variable l'effet des toxines. Ces principes antitoxiques dérivent en partie de la vie de la cellule et ils sont répandus un peu partout dans le sang vivant, dans les tissus. Les leucocytes et les éléments éosinophiles concourent à leur formation.

Que les états bactéricides et les principes antitoxiques soient des agents employés par l'organisme pour la défense, c'est là un fait qui n'est plus à démontrer. Il n'en est pas moins vrai que les deux théories édifiées sur eux pour expliquer l'action des sérums sont insuffisantes par elles-mêmes, car elles sont obligées de faire intervenir l'action des leucocytes. C'est dire qu'elles empiètent sur la théorie excito-phagocytaire.

Un microbe pathogène pénètre dans l'organisme, il va se
multiplier rapidement, et, soit par voie sanguine, soit surtout
par la voie lymphatique, il va envahir de nouveau l'organe.
Mais dès qu'il a pénétré dans l'organisme, dès qu'il a sécrété
ses premières toxines, « en vertu d'un pouvoir biologique
encore discuté, mais logiquement admissible », les leucocytes
se précipitent à la rencontre de l'envahisseur, traversent par
diapédèse la paroi des vaisseaux, et rejoignant le microbe, cher-
chent à le détruire en l'englobant dans leurs multiples pseudo-
podes. Si leur nombre est suffisant, si leur vitalité est assez
grande, ils restent les maîtres, et l'organisme reprend sa vie
habituelle, troublée un instant par cette tentative d'effraction.

De nombreuses causes : trop grande virulence du germe et
de ses toxines, tares ou maladies antérieures de l'individu,
peuvent, soit isolément, soit diversement associées, empêcher
la phagocytose de se faire d'une façon suffisante, et c'est alors
que vainqueurs, bacilles et toxines envahissent les tissus et
font l'infection. Inversement, si d'une façon quelconque on
parvient à atténuer la virulence du germe, ou à augmenter la
défense de l'organisme, la phagocytose se fera mieux et plus
vite. Faire proliférer les phagocytes, les rendre plus actifs et
plus vivaces, faciliter la phagocytose, c'est-à-dire la mise en
liberté du contenu des phagocytes dissous, voilà quel serait le
rôle dévolu au sérum d'après la troisième théorie, théorie qui
fait des sérums, des agents excito-phagocytaires.

Que les sérums aient une action excito-vitale, c'est un fait
hors de doute qu'ont démontré depuis longtemps déjà les
expériences faites à propos de la diphtérie et qu'affirme l'expérience suivante de Galeichwesky. Ayant injecté un peu de culture de diphtérie, dans la chambre antérieure de l'œil d'un
lapin, il vit évoluer la maladie d'une façon différente suivant
qu'il intervenait avec le sérum ou qu'il restait spectateur. S'il

n'intervenait pas, la cornée se nécrosait rapidement. Pourtant la leucocytose se faisait dans la chambre antérieure, mais elle y était insuffisante, puisque l'œil n'était pas protégé. Le leucocyte s'altérait au contact des toxines et perçait son noyau. Mais si, même après 24 heures, il injectait du sérum de Roux à l'animal, il observait une phagocytose intense : les leucocy- tes plus nombreux étaient remplis de bacilles de Lœffler qu'ils avaient englobés.

On ne saurait nier que dans le cas présent le sérum anti- diphtérique a témoigné d'une remarquable puissance excito- phagocytaire.

Telles sont, aussi rapidement exposées que possible, les trois théories qui se sont efforcées d'expliquer l'action des sérums dans l'économie. Elles ont toutes des partisans convaincus. Sans vouloir prendre parti d'une façon catégorique dans cette discussion, ce qui en l'état actuel serait hasardeux, il semble cependant que la théorie qui fait du sérum des réfractaires un agent d'excitation vitale, renferme, selon nous, la plus grande part de vérité. Quant à nier, avec Metchnikoff, toute action bac- téricide, toute action antitoxique, et ne voir que le seul leuco- cyte comme agent destructeur des microbes dans nos tissus, nous ne pensons pas qu'on puisse encore le faire.

Cependant il importe de remarquer que les expériences de M. Talamon et nos observations apportent aux adversaires de la spécificité des sérums une arme d'une valeur considérable. Il s'agit, en effet, du sérum antidiphtérique, le seul sérum qui jusqu'à aujourd'hui ait répondu aux légitimes espérances des expérimentateurs, de celui invoqué si souvent et d'ailleurs assez victorieusement jusqu'ici, par les partisans de la théorie spécifique. Maintenant il serait au moins téméraire d'affirmer que le sérum de Behring-Roux a une action spécifique sur le bacille de Lœffler, puisque nous le voyons agir contre le diplo-

coque lancéolé de Talamon-Frœnkel, germe absolument dif-
férent du précédent. Il semble au contraire plus logique de
penser que le sérum antidiphtérique est capable par sa seule
action excito-phagocytaire de venir en aide aux cellules de
l'organisation dans leur lutte contre les germes pathogènes et
que cette aide sera d'autant plus effective que l'ennemi sera
doué de propriétés plus banales et moins spécifiques.

C'est le cas pour le pneumocoque, hôte habituel de nos premières voies respiratoires, toujours prêt à s'introduire par la
moindre brèche, à profiter de la moindre défaillance de l'armée
de défense que possède notre organisme. Et si ces attaques ne
sont pas plus souvent victorieuses et plus meurtrières, c'est que
les moyens de protection et de résistance que nous possédons
contre lui, sont nombreux et variés. Vienne à faiblir l'activité
de nos phagocytes microphages et macrophages, et le diplocoque pénètre dans notre arbre respiratoire, s'y fixe, s'y déve-
loppe et fait une pneumococcie dans nos poumons. Si notre organisme ne réagit pas, si la virulence du microbe est exaltée,
si les toxines qu'il sécrète sont plus abondantes, de locale la
maladie devient générale et, selon l'expression de Germain
Sée, « d'infectieuse, la pneumonie devient infectante ».

Et si nous cherchons à savoir pourquoi tantôt la maladie se
confine dans un lobe du poumon, tantôt se répand dans tout
l'organisme, c'est encore dans le phagocyte que nous en trouvons la raison. En se basant sur les expériences de Tchistowitch
on peut établir que « l'éréthisme des cellules phagocytaires,
que l'englobement des microbes sont d'autant plus actifs que
la résistance de l'organisme à l'infection est plus grande ».
Nulle chez les souris, animal réactif du pneumocoque par
excellence, faible chez le lapin, la réaction phagocytaire devient
très vive chez le mouton et chez le chien (animaux presque réfractaires), et cela en raison des phénomènes de chimiotaxie

naturelle qui ont été démontrés par Leber, Bordet, Massart, Gabritchewisky, si bien que nous pouvons dire que la résistance d'un organisme à l'infection pneumococcique est d'autant plus faible qu'il présente moins de phénomènes phagocytiques. Et ces cas peuvent se présenter soit que l'homme se trouve en état de moindre résistance par le fait de l'âge, de maladies antérieures ou chroniques, soit qu'il s'agisse d'un diplocoque d'une virulence extrême et proliférant d'une façon suraiguë.

Au surplus, il semble acquis à la physiologie pathologique de la pneumonie à évolution normale, à terminaison favorable, que l'affection évolue avec une augmention du nombre des leucocytes dans le sang. Inversement, « absence de leucocytose et mortalité pneumonique marchent de pair ». C'est M. Tchistowick qui a démontré que cette absence de leucocytes pendant la période fébrile est, dans la majorité des cas, un indice de grande virulence du microbe et par suite un indice de mauvais pronostic.

L'hyperleucocytose, dans la pneumonie, constitue un des points les plus nouveaux de l'histoire de cette affection. Ainsi que l'ont démontré Grancher et Hayem, elle croît proportionnellement avec l'évolution de la maladie pour atteindre le summum la veille de la défervescence.

Cette notion nouvelle peut permettre de voir dans le phénomène de la crise une victoire de leucocytes qui, au bout de 5 à 6 jours, seraient en nombre suffisant pour vaincre complètement le pneumocoque.

Cette notion d'hyperleucocytose, la veille de la crise, ne peut-elle pas nous servir pour expliquer et comprendre les succès de Talamon et les nôtres? Chez tous les malades injectés, la crise a été précipitée.

L'injection faite à temps a amené la défervescence dès le cinquième jour chez la plupart de nos pneumoniques, au temps

normal chez les autres dont les tares organiques profondes
assombrissaient le pronostic, et qui, vraisemblablement, sont
redevables de la guérison à la médication serine. Puisqu'il y a
un rapport direct entre l'hyperleucocytose et la crise, n'est-il
pas logique de conclure que le sérum a augmenté le nombre
des leucocytes et renforcé leur vitalité et par conséquent précipité la défaite du pneumocoque ? Nos insuccès même témoi-
gnent en faveur de cette hypothèse. Il s'agissait, en effet, de
malades frappés de déchéances organiques profondes, chez
lesquels les éléments de défense et de résistance étaient à ce
point diminués que, même renforcés et stimulés, ils ne purent
et ne pouvaient faire un effort suffisant pour triompher d'un
germe d'autant plus actif qu'il végétait dans un milieu plus
favorable à son développement.

Le rapport de cause à effet qui lie l'hyperleucocytose et la
crise, affirme bien le pouvoir excito-phagocytaire du sérum
antidiphtérique, puisque la crise et par conséquent l'hyperleucocytose qui la détermine se sont produites d'autant plus
vite que les injections ont été faites plus tôt : au cinquième
jour pour les pneumonies traitées dès le troisième, au quatrième jour pour celles où la médication fut instituée le troisième jour de l'infection.

Il n'est donc pas douteux que le sérum antidiphtérique
agisse en stimulant la phagocytose. Bien plus, son action
excito-vitale est considérable. Notre observation du pneumonique traité au premier jour de la maladie montre quel secours
le sérum apporte à l'organisme réconforté et stimulé.

Nous n'avons pas la prétention de tirer de ces faits une
conclusion absolue, qui tendrait à dépouiller le sérum antidiphtérique de toute action spécifique. Ce n'est pas que cette
hypothèse ne soit tentante. La communication du docteur
Durand de Marseillan, à l'Académie de médecine, a fait

connaître les bons effets du sérum de Roux, dans les broncho-
pneumonies. Nos recherches personnelles nous ont montré,
ailleurs, son action bienfaisante. Le temps nous a manqué
pour mettre au point nos observations de fièvres typhoïdes et
de broncho-pneumonies, traitées par le sérum antidiphtérique.
Mais les résultats que nous avons obtenus ont été trop encou-
rageants pour que nous ne pensions pas pousser plus loin nos
expériences. Nous en tenant pour l'instant aux faits observés
dans la pneumonie, nous nous contenterons de dire, qu'il y a
dans le sérum antidiphtérique, plus qu'un agent spécifique et
que sa valeur excito-phagocytaire mérite d'être prise en
sérieuse considération.

CONCLUSIONS

De l'analyse des faits résulte cette notion, que le sérum antidiphtérique donne dans la pneumonie d'excellents effets. Certes nous n'irons pas jusqu'à affirmer qu'avec lui le traitement de la pneumonie est trouvé. Notre prétention est plus modeste. La thérapeutique ne luttera d'une façon sûre, certaine, contre la pneumonie, que le jour où la sérothérapie aura tourné les difficultés matérielles, qui jusqu'à ce jour ont empêché la clinique de bénéficier des conquêtes de la physiologie expérimentale. Pour l'instant, son action doit se borner à traiter les symptômes, à aider l'organisme à sortir victorieux de la lutte contre le pneumocoque. La médication sérine nous paraît l'emporter, à ce point de vue, sur les différentes méthodes de traitement proposées jusqu'ici contre l'infection pneumococcique.

Employée systématiquement dans un assez grand nombre de cas, qui doivent être considérés comme graves, elle a abaissé la mortalité aux environs de 10 0/0. Il est permis de penser, qu'au fur et à mesure que son emploi se généralisera, elle donnera, bien maniée, méthodiquement employée, des résultats meilleurs encore.

Pour nous qui avons suivi ses effets, notre conviction est profonde. Pendant les deux mois durant lesquels nous l'avons mise en œuvre sur les pneumoniques de l'hôpital de Nice, nous n'avons eu à regretter aucun accident qui lui fût imputable.

Les succès qu'elle nous a donnés, l'analyse des faits que nous avons scrupuleusement et consciencieusement observés, nous autorisent à conclure :

1° Que le sérum antidiphtérique représente à l'heure actuelle le meilleur mode de traitement de la pneumonie.

2° Il agit en stimulant la leucocytose, déterminant une hyperleucocytose précoce, cause de la crise.

3° On obtiendra le maximum d'effet utile en instituant la médication d'emblée, largement, aussitôt que possible.

4° L'innocuité de la médication sérine est parfaite; l'emploi du sérum antidiphtérique n'est contre-indiqué que dans un nombre très restreint de cas où l'insuffisance urinaire devra recommander une grande prudence.

INDEX BIBLIOGRAPHIQUE

CHARRIN et ROGER. — Evolution des microbes dans le sérum des vaccins. Société de Biologie, novembre 1889.

ROGER. — Société de Biologie, 27 juillet 1889.

TCHISTOWITCH.— Des phénomènes de phagocytose dans les poumons. *Ann. Inst. Pasteur*, 1889.

— Etude sur la pneumonie fibrineuse, 1890.

— Communication faite à la Société des Médécins Russes. *Ann. Inst. Pasteur*, 1890.

BEHRING et KITASSATO. — *Deutch Med. Woch,* 1890.

CHARRIN. – Evolution des microbes chez les animaux vaccinés. Société de Biologie, avril 1890.

CHARRIN au nom de BOUCHARD. — Société de Biologie, juin 1890.

GABRITCHENSKY. — Chimiataxie des leucocytes. *Ann. Inst. Pasteur,* 1890.

EMMERICH et FAWITRKY. — Immunité contre le pneumocoque. *Munch. Med. Woch,* 1891.

G. et F. KLEMPERER. — Travaux sur l'immunisation et la guérison de l'infection pneumococcique. *Berliner Klen. Vockens.,* 1891.

ARKHAROFF. — Influence positive du sérum des animaux vaccinés contre le pneumocoque sur le développement et la virulence de ce microorganisme. *Arch. méd. Expér.,* 1892.

FOA et SCABIA. — Sur la pneumoprotéine. Com. Acad. méd. Turin, 1892.

— Sur l'immunisation et la guérison de la pneumonie. *Gaz. Med. di Torino,* 1892.

G. et F. KLEMPERER. — Sur 40 cas de pneumonie. *Berlin Klin. Wodd,* 1892.

KRAUSE et PANSINI. — Influence bactéricide du sérum des animaux vaccinés. *Zeitschmit*, t. 5 Hyq., 1892.

JANSON. — Quelques cas de pneumonie aiguë traités par le sérum immunisant. Société médicale Suédoise, 1892. *Centralblatt Bakter*, 1892.

MOSNY. — Recherches expérimentales sur la vaccination contre l'infection pneumococcique et sur sa guérison. *Arch. de méd. Expérim.*, 1892.

— Vaccination et guérison de l'infection pneumonique expérimentale et de la pneumonie franche. *Arch. de méd. Expérim.*, 1893.

ISSAEL. — Immunité acquise contre pneumocoque. *Ann. Inst. Pasteur.*, 1893.

BÜNZL-FEDERN. — Immunisation et guérison de la pneumonie. *Zeitschnift*, t. XX.

AUDEOUD. — Sérothérapie dans la pneumonie. *Rev. méd. Suisse romande*, 1893.

BAJINSKY. — Leucocytose dans la pneumonie. *Pizelad le Karski*. 1893.

STIÉNON. — Recherches sur leucocytose dans pneumonie aiguë. *Journal médical Bruxelles*, t. IV.

FOA et CABANE. — Immunité contre le pneumocoque. *Gazetta medica di Torine*, t. XLII, fasc. 15.

RIGHI. — La serotherapia nella méningite. *La Riforma medica*, 1894.

LANDOUZY. — La pneumococcie. *Traité de méd. et thérapeut.*, 1893.

Ch. BOUCHARD. — La thérapeutique et les doctrines bactériologiques modernes. Congrès de Bordeaux, 1895.

BORDET. — Leucocytes et propriétés actives du sérum chez les vaccinés. *Ann. Inst. Pasteur*, 1895.

MECHNIKOFF. — Recherches sur la destruction extra-cellulaire des bactéries. *Ann. Inst. Pasteur*, 1895.

CHARRIN. — *Arch. de Physiologie*, 1895.

RODET. — Les vaccins.

BORDEN. — Sur le mode d'action des sérums préventifs. *Ann. Inst. Pasteur*, 1896.

DE REUZI. — Sérothérapie dans la pneumonie. *La Riforma medica*, 1896.

— 63 —

Motta-Coco. — Contribution à l'étude de l'hyperleucocytose dans la pneumonie expérimentale. *Réfor. méd.*, octobre 1898.

Bianchi. — Pneumococcémie dans la pneumonie fibrineuse. Clin. med., 1898.

Baduel. — Infection pneumococcique. *Réfor. méd.*, 1899.

Lœffler. — Leucocytose et équilibre leucocytaire dans la pneumonie. *Arch. méd. Expérim.* 1899.

Vidal Edmond. — Sérum organique. *Arch. de thérapeut.*, 1901.

Talamon. — Communication à la Société des hôpitaux, février 1901.

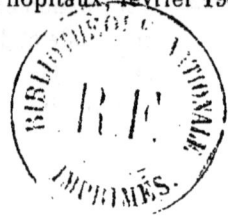

Vu et permis d'imprimer :
Montpellier, le 19 Juillet 1901.
Le Recteur,
BENOIST.

Vu et approuvé
Montpellier, le 19 Juillet 1901.
Le Doyen,
MAIRET.

SERMENT

En présence des Maîtres de cette École, de mes chers condisciples, et devant l'effigie d'Hippocrate, je promets et je jure, au nom de l'Être suprême, d'être fidèle aux lois de l'honneur et de la probité dans l'exercice de la Médecine. Je donnerai mes soins gratuits à l'indigent, et n'exigerai jamais un salaire au-dessus de mon travail. Admis dans l'intérieur des maisons, mes yeux ne verront pas ce qui s'y passe ; ma langue taira les secrets qui me seront confiés, et mon état ne servira pas à corrompre les mœurs ni à favoriser le crime. Respectueux et reconnaissant envers mes Maîtres, je rendrai à leurs enfants l'instruction que j'ai reçue de leurs pères.

Que les hommes m'accordent leur estime si je suis fidèle à mes promesses ! Que je sois couvert d'opprobre et méprisé de mes confrères si j'y manque !

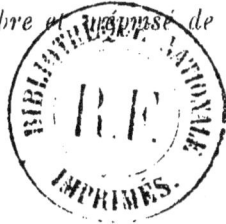

www.ingramcontent.com/pod-product-compliance
Lightning Source LLC
Chambersburg PA
CBHW070829210326
41520CB00011B/2183